Organisation médicale

et

Pathologie du Siam

PAR

E. JEANSELME

PROFESSEUR AGRÉGÉ A LA FACULTÉ DE MÉDECINE DE PARIS
MÉDECIN DES HOPITAUX

Extrait de *La Presse Médicale* (N° 56, 14 Juillet 1906).

PARIS

MASSON ET Cie, ÉDITEURS

LIBRAIRES DE L'ACADÉMIE DE MÉDECINE

120, BOULEVARD SAINT-GERMAIN, 120

1906

Organisation médicale

et

Pathologie du Siam

PAR

E. JEANSELME

PROFESSEUR AGRÉGÉ A LA FACULTÉ DE MÉDECINE DE PARIS
MÉDECIN DES HOPITAUX

Extrait de *La Presse Médicale* (N° 56, 14 Juillet 1906).

PARIS

MASSON et Cie, ÉDITEURS

LIBRAIRES DE L'ACADÉMIE DE MÉDECINE

120, BOULEVARD SAINT-GERMAIN, 120

1906

ORGANISATION MÉDICALE & PATHOLOGIE

DU SIAM

Autrefois, les médecins siamois étaient des empiriques qui administraient des drogues dont ils ignoraient la composition et la provenance pour des maladies dont ils ignoraient la nature et le siège. Pouvait-il en être autrement en l'absence de ces notions précises d'anatomie et de physiologie que la dissection seule peut fournir ? Comme aux temps de l'antiquité grecque, les recettes thérapeutiques les plus réputées étaient inscrites sur des tables d'ardoise appendues aux murailles des temples.

La chirurgie n'existait pas, même à l'état rudimentaire, car le Siamois, comme les autres peuples jaunes, répugne à l'intervention opératoire. Aucun membre de la famille royale ne pouvait subir la plus légère opération, l'avulsion d'une dent par exemple, l'étiquette s'y opposait formellement. Le roi entretenait, dans son palais, un grand nombre de médecins indigènes, serviteurs à sa merci dont la condition n'était pas enviable. A peu près assimilés aux officiers de bouche, ils étaient chargés de goûter les plats destinés à la table royale, épreuve périlleuse dans un pays où le poison se glisse volontiers dans les sauces. Le souverain tombait-il malade? Alors la fonction de l'infortuné médecin devenait franchement critique, car toute potion prescrite était faite en double et l'une des doses devait être absorbée par le médecin soignant avant que l'autre fût administrée à l'illustre patient. Quand la royale victime se laissait mourir, la situation tournait au tragique, et plus d'un maladroit paya de sa tête les erreurs ou l'impuissance de sa thérapeutique! Du reste la cour n'accordait qu'une médiocre confiance à ces médicastres royaux. Quand leur crédit était épuisé, on s'adressait aux célébrités du dehors. Par voie de proclamation, on faisait assavoir à Bangkok et dans les provinces qu'une forte somme d'argent serait remise à quiconque sauverait le malade en danger. On cite le cas d'un prince du sang qui fut soigné successivement par seize guérisseurs improvisés, alléchés par l'espoir de toucher la prime. L'histoire ne dit pas ce qu'il advint. Mais on reconnaîtra sans peine que ce malade, même s'il abandonna à la fin la partie, avait de la résistance [1].

---

1. D'après M. Deuntzer, médecin danois établi à Bangkok depuis de nombreuses années, les médecins spécialistes

Aujourd'hui, les temps sont bien changés. Des médecins européens de toutes les nationalités exercent à Bangkok, et l'un d'eux est attaché à la personne du roi. Quand je séjournais dans la capitale, il y a près de sept ans, on songeait en haut lieu à organiser les études médicales en s'inspirant des programmes d'Occident et l'on projetait d'envoyer des médecins indigènes, instruits à l'européenne, dans toutes les parties du royaume pour assurer les différents services d'assistance et pour prévenir les épidémies meurtrières qui déciment la population.

Ouvrir une école de médecine à l'usage des étudiants siamois fut le premier soin du gouvernement. Les débuts furent très modestes. Cet établissement était fondé depuis trois ou quatre ans quand je le visitai, à la fin de 1899. Je le décris d'après les notes que je récueillis à cette époque, mais je ne serais

---

pullulent au Siam ; certains indigènes, par exemple, soignent les nouveau-nés, mais jusqu'au septième jour seulement.

Il est à remarquer que, d'une manière générale, la spécialisation *à outrance*, ne paraît pas être l'indice et l'expression d'une culture médicale très avancée. Hérodote nous apprend qu'en Égypte, où les connaissances médicales étaient aussi imparfaites qu'au Siam, « tout y est plein de médecins. Les uns sont pour les yeux, les autres pour la tête ; ceux-ci pour les dents, ceux-là pour les maux de ventre ; d'autres enfin pour les maladies internes » (Euterpe, LXXXIV). Sur la demande de Cambyse, roi de Perse, Amasis, roi d'Égypte, lui envoya « le meilleur médecin qu'il y eut dans ses États pour les maladies des yeux » (Thalie, § 1).

pas surpris qu'il ait subi depuis de notables modifications, car toutes les institutions du Siam sont en voie de transformation rapide.

* * *

Cette École, qui est entretenue par l'État, mais qui reçoit aussi des subsides des particuliers, est située sur la rive droite du Ménam, vis-à-vis la ville royale. Elle est installée dans une grande paillotte élevée sur pilotis. Autour de l'unique salle de classe, sont disposées de petites collections d'histoire naturelle, un droguier siamois, des planches d'anatomie venant d'Europe, un squelette et un écorché démontable en carton-plâtre colorié.

Les élèves, âgés de quinze à dix-huit ans, au nombre d'une trentaine, sont tous réunis en une seule division dans cette vaste salle. Le matin, M. Mac Ferland, médecin et dentiste américain, qui est à la fois le directeur et l'unique professeur de cet établissement, enseigne l'anatomie et la physiologie. A la suite de ce cours, fait en langue siamoise, les élèves rédigent leurs notes et copient des figures représentant l'anatomie des régions. En général, ils ne dissèquent pas, bien que les cadavres des malades décédés à l'hôpital soient à leur disposition.

Dans la seconde partie de la matinée, ils se rendent à l'hôpital indigène annexé à l'École de médecine et suivent la visite sous la conduite du professeur.

L'après-midi est consacré à l'étude de la thérapeutique siamoise enseignée par un maître indigène et à des exercices de langue anglaise. Actuellement, les cours ne peuvent être faits qu'en langue siamoise, car les jeunes gens qui savent l'anglais trouvent immédiatement une place dans l'administration, et, par conséquent, n'entrent pas à l'Ecole de médecine. Comme il est très difficile, et parfois même impossible de rendre en siamois les termes usités par les anatomistes et les physiologistes, aussitôt que les élèves comprendront suffisamment l'anglais, l'enseignement se fera uniquement dans cette langue qui tend à prévaloir au Siam.

Pendant toute la durée des études, qui est de trois ans, les élèves sont défrayés de tout ; le vêtement seul reste à leur charge. Ils sont confortablement logés dans de petites chambres à un ou deux lits. Ces élèves sont propres et bien tenus. Ils sont, pour la plupart, intelligents.

Leurs études achevées, ils sont envoyés dans les provinces et attachés à la personne d'un gouverneur ou à un hôpital indigène. A vingt et un ans au plus tôt, on leur délivre un diplôme qui leur donne le droit d'exercer la médecine.

*
* *

L'hôpital contigu à l'Ecole contient en moyenne 200 malades. Depuis sa fondation jusqu'en Décembre 1899, on compte 11.000 entrées. Sont seul admis les malades qui s'engagent à rester à l'hôpital un certain nombre de jours. Cette précaution n'est pas inutile, car le Siamois, comme l'Annamite, est ennemi de la contrainte et s'en va volontiers après un premier pansement ou après avoir pris une première dose de médicament.

Pour le traitement des affections médicales, les indigènes ont le choix entre la méthode européenne et la méthode siamoise. Cette concession à la médecine traditionnelle était nécessaire, du moins au début. Mais, pour les cas chirurgicaux, les procédés européens sont seuls appliqués.

Les pavillons sont en bois, ils n'ont qu'un rez-de-chaussée élevé sur pilotis. Chacun ne contient que 6 à 8 lits. La tenue et la propreté des salles laissent à désirer [1].

Les élèves suivent la visite et sont appelés à tour de rôle à faire de petites opérations sous la direction de M. Mac Ferland. Ils assurent le service de garde et donnent les premiers soins en cas d'urgence.

Une officine de pharmacie, un petit dis-

---

1. Des pots en terre remplis d'eau filtrée sont disposés de distance en distance sous les vérandas, mais les malades trouvent cette eau pure trop fade et préfèrent aller boire dans les mares du voisinage un liquide trouble et chargé de matières organiques en décomposition.

pensaire qui délivre des médicaments européens aux malades externes, enfin une mater-
nité décorée du titre pompeux de « H. M. the
Queen's School of Obstetrics and Nursing »
complètent l'école d'application [1].

* *

Il existe, en outre, à Bangkok, ville de
600.000 habitants, un certain nombre d'hôpitaux où il n'est fait aucun enseignement.

Les uns sont fondés par l'Etat, les autres
par des particuliers ; tous reçoivent gratuite-
ment des malades qui sont soignés par des
médecins siamois non diplômés. Dans plusieurs, on fait des séances de vaccination
avec de la lymphe provenant de l'Institut Pas-
teur de Saïgon. Les résultats sont bons et les
mères s'empressent de faire vacciner leurs
enfants.

L'asile des aliénés de Bangkok, le seul qui
existe au Siam, occupe un ancien yamen chinois, et par conséquent n'est nullement

---

1. Au début, on était obligé d'entretenir constamment
du feu dans la case de l'accouchée durant une ou deux
semaines, conformément à une coutume répandue dans
toute la presqu'île indo-chinoise, aussi bien au Siam,
qu'au Laos et en Annam. En maints endroits de ce
pavillon d'obstétrique, on voit encore la charpente du
toit noircie par la fumée. Aujourd'hui la femme siamoise
n'exige plus l'accomplissement du rite, mais elle persiste
à croire que cette pratique a « l'avantage » de prévenir
une nouvelle grossesse immédiate. Les doctrines malthu-
siennes ont donc des adeptes même en dehors de l'Europe.

adapté à sa destination présente. Une cen-
taine de délirants y vivent en commun dans
des salles grillées et cadenassées, qui ne
s'ouvrent jamais. Plusieurs sont atteints de
béribéri à forme œdémateuse, maladie de
misère qui hante les prisons et les asiles
dans tout l'Extrême-Orient. L'aliénation men-
tale paraît souvent relever d'une cause toxi-
que, de l'abus du cannabis indica et du datura
stramonium en particulier. L'alcool, par
contre, dont l'usage est peu répandu, et la
syphilis, qui, chez l'indigène, ne conduit pas
à la paralysie générale, ne semblent pas être
au Siam des agents provocateurs de la folie.
Quant à l'opium, auquel l'indigène a pris
goût au contact du Chinois, c'est un stupéfiant
qui engourdit le cerveau et qui ne se traduit
pas par un délire violent de parole et d'ac-
tion. Les aliénés sont amenés à l'asile soit
par leur famille, soit par les agents de police.
Avant d'être séquestrés, ils sont soumis,
dit-on, à l'examen d'un médecin siamois;
mais c'est une pure formalité qui ne donne
aux intéressés aucune garantie sérieuse.

*
* *

Des visites fréquentes aux hôpitaux et à la
prison, les promenades par la ville, remplie
de mendiants qui exhibent leurs mutilations
sur les marches des temples, enfin et surtout
de longs entretiens avec M. Deuntzer et les
membres de la mission catholique m'ont

fourni les matériaux à l'aide desquels je vais essayer d'exposer brièvement la pathologie du Siam.

La femme indigène est une excellente nourrice. L'enfant est toujours allaité par sa mère ; il n'est pas sevré prématurément et, tout en prenant une alimentation solide, il tète encore, s'il lui plaît, à l'âge de trois et même quatre ans. Mais des fautes de régime contrebalancent les bons effets de l'allaitement maternel. Dès les premiers mois, la mère ingurgite toutes sortes d'aliments indigestes à son nourrisson dont le ventre se dilate et devient proéminent ; mais, malgré ces troubles gastro-intestinaux, les os ne se déforment point, et il ne m'a pas été donné d'observer sur les petits Siamois les signes du rachitisme, bien que les enfants gambadent entièrement nus jusqu'à l'âge de cinq ans. La mortalité infantile est considérable. A Ratbouri, par exemple, sur 100 enfants de zéro à cinq ans, il y a en moyenne 10 décès par an, mais les familles sont fécondes et les nouveaunés comblent rapidement les vides.

Les trois fléaux qui fauchent la plupart des enfants en bas âge sont : la diarrhée ou *choléra infantile* ; la *variole*, — qui tend à rétrograder à Bangkok, grâce à l'introduction de la vaccine, mais qui fait encore dans les provinces d'innombrables victimes ; — enfin, le *paludisme*, qui enlève beaucoup d'enfants à la mamelle.

Sur l'adulte, l'hématozoaire a moins de prises, du moins dans les régions basses et cultivées en rizières, car, sur les montagnes couvertes de forêts, le défrichement, au Siam, comme partout ailleurs dans la presqu'île indo-chinoise, est suivi d'épidémies très meurtrières de fièvre des bois.

Les infections d'origine hydrique sont fréquentes au Siam. Il est même surprenant qu'elles n'exercent pas plus de ravages à Bangkok, ville de 600.000 habitants, dépourvue d'égouts et de canalisation pour l'eau potable.

Le quartier chinois, le *Sampeing*, qui déverse ses immondices dans le Ménam, est d'une saleté indescriptible. Certains klongs ou arroyos ne contiennent qu'une boue noirâtre couverte de détritus de toutes sortes : c'est l'eau du grand égout collecteur à Asnières. Le Siamois de la basse classe boit l'eau jaunâtre des mares qui avoisinent sa case sans la faire bouillir au préalable, car il ne fait pas usage de thé. Du reste, il est tellement habitué au goût de cette eau impure, qu'il répugne à la boire quand elle est filtrée. La *dysentérie* et les *diarrhées*, cela va sans dire, sont communes au Siam. La *dothiénentérie* n'est point rare, non seulement sur les Européens, mais aussi sur les indigènes ; elle est souvent méconnue et confondue avec la subcontinue paludéenne à forme typhoïde. Tous les ans, à partir des basses eaux, qui correspondent aux mois de Décembre et Janvier, le *choléra* subit une recrudescence. Il déborde alors l'estuaire du Ménam, son foyer endémique, remonte à contre-courant et gagne l'intérieur du Siam[1].

La *vérole* est si commune à Bangkok, d'après Deuntzer, qu'un Siamois de la haute classe indemne de syphilis est une véritable exception. Le nombre des hémiplégies, si considérable chez l'adulte et chez le vieillard, est probablement attribuable en majeure partie à cette infection. J'ai insisté ailleurs sur ce fait que les centres du Laos où les Siamois avaient autrefois tenu garnison, lors

---

1. Certaines coutumes siamoises sont propres à entretenir et propager les maladies épidémiques. Au Siam, comme au Laos et au Cambodge, tout individu qui succombe à un mal foudroyant ou mystérieux est, suivant la croyance populaire, frappé par la vengeance divine. La crémation, qui est en usage parmi ces races, leur est refusée. Leur corps est jeté dans le fleuve et descend au fil de l'eau. En temps de choléra, le Ménam charrie de nombreux cadavres.

Autrefois les individus tués par la foudre, les suicidés, les suppliciés, ceux qui étaient emportés par une *maladie épidémique et contagieuse*, étaient considérés comme des coupables frappés de mort infamante. Au lieu d'être brûlés, ils étaient livrés aux bêtes pour être dévorés. Beaucoup de Siamois, par humilité, demandaient à être traités de même, et Bangkok était un vaste charnier. Dans un temple, situé vis-à-vis de Wat Saket, on pratiquait encore, il y a quelques années, le dépeçage des cadavres en plein air; de longues entailles parallèles étaient faites sur tout le corps pour faciliter la tâche des chiens et des vautours. Dans l'Inde, les cadavres des Parsis sont portés dans les tours du silence, où ils sont dévorés par les oiseaux de proie.

de la conquête, sont aujourd'hui de véritables foyers où l'hérédo-syphilis est d'une extraordinaire fréquence. Malgré cela, le tabes et la paralysie générale sont inconnus au Siam.

La *lèpre* est à peu près uniformément répandue dans toutes les parties basses, fertiles et par conséquent surpeuplées. Il y a donc un foyer siamois à l'embouchure du Ménam, comme il y a un foyer birman dans la vallée de l'Irraouaddy, comme il y a un foyer cochinchinois couvrant les terres basses baignées par l'estuaire du Mékong, comme il y a enfin un foyer tonkinois dans le delta du fleuve Rouge. En passant en revue les détenus de la prison de Bangkok et les chrétiens de la mission catholique, j'ai trouvé la proportion de 3 lépreux pour 1.000.

Contrairement à l'opinion qui pourrait résulter d'une étude rapide et superficielle, beaucoup de Siamois sont atteints de *tuberculose pulmonaire*. D'après Deuntzer, à Bangkok, elle éprouve surtout les hautes classes, mais on l'observe aussi parmi les gens du peuple. Les missionnaires signalent sa fréquence dans les séminaires indigènes. C'est une tuberculose *sèche*, non doublée de bronchite et de catarrhe comme en Occident, et, partant, elle ne s'accompagne pas de toux. L'expectoration est si minime que parfois il est difficile d'obtenir un seul crachat pour l'examen bactériologique. Cependant les bacilles seraient très nombreux, mais ils ne seraient associés à aucune autre espèce microbienne. L'évolution est lente et silencieuse ; elle aboutit à la formation de cavernes sans que l'attention soit attirée vers l'appareil respiratoire, et souvent ce sont les troubles gastro-intestinaux, la diarrhée qui occupent le premier plan.

Deuntzer estime que les modes de contamination invoqués en Occident ne trouvent pas ici leur application. L'indigène ne boit pas de lait ; il ne mange que de la viande de porc, assez rarement d'ailleurs, et délaisse les viscères. L'alcoolisme n'existe pas. L'expectoration est réduite au minimum et le Siamois emporte toujours avec lui son crachoir à bétel. L'usage de la pipe à eau, circulant de bouche en bouche, est inconnu au Siam. Mais on peut objecter que, entre amis, les indigènes tirent volontiers des bouffées de la même cigarette et que les personnages d'importance se font allumer leur cigarette par leur domestique. Mais la cause prépondérante qui commande la contagion, c'est la promiscuité des indigènes à demi nus qui passent la nuit entassés sous la même moustiquaire [1].

Le *béribéri* règne dans les milieux misérables. J'en ai relevé un certain nombre de cas à la prison et dans les hôpitaux de Bangkok.

---

1. Les écrouelles sont fréquentes, mais le lupus et les autres formes de la tuberculose cutanée ne s'observent point.

Les *ophtalmies*, comme dans les autres parties de la presqu'île indo-chinoise, font un grand nombre d'aveugles.

Les *dermatoses parasitaires*, la gale, l'herpès circiné, la tinca imbricata, le pian [1] s'abattent sur la population pauvre, et ces manifestations sont d'autant plus visibles que le Siamois de la basse classe circule dans les rues le torse et les jambes nus. Sur presque tous les chiens de Bangkok on remarque de larges surfaces dépilées dont l'origine parasitaire ne me paraît pas douteuse.

L'*éléphantiasis*, les *abcès à filaires*, la *chylurie* ne sont point rares [2].

Les *nodosités juxta-articulaires*, si communes dans toute la presqu'île indo-chinoise, s'observent souvent au Siam [3].

Les indigènes d'origine siamoise ou d'origine chinoise sont très souvent affectés de *calculs vésicaux*, en particulier dans l'enfance. M. Deuntzer m'en a montré de nombreux échantillons. Ils sont d'aspect et de composi-

---

1. Il porte le nom de *Kunxarat* au Siam, de *Dam Bao* au Cambodge, de *Khi Ka Tchine* au Bas-Laos, de *Khi Mo* au Moyen-Laos. Les Siamois considèrent que tout traitement est inutile avant la fin du troisième mois, et les Cambodgiens avant cent jours révolus.

2. Deuntzer a trouvé, dans une petite tumeur pectorale, un nématode que G. M. R. Lewinsen a décrit sous le nom de *Cheiracanthus siamensis* in *Saetrykaf Vidensk. Medel fradum naturf. Foren. i Kjobenhavn* 1889.

3. E. JEANSELME. — « Des nodosités juxta-articulaires observées sur les indigènes de la presqu'île indo-chinoise ». *Archiv. f. Schiffs-und. Tropen-Hygien*, Bd. X, 1906.

tion très variables : les uns contiennent du phosphate ou du carbonate de chaux, les autres des urates ou des oxalates. La lithotritie et la taille réussissent à merveille : beaucoup d'opérés se font transporter chez eux aussitôt après l'intervention et guérissent sans aucun soin consécutif. J'ignore quelle est la cause de ces calculs ; il y aurait lieu de rechercher s'ils n'ont pas une origine parasitaire. On sait, en effet, que des calculs urinaires peuvent avoir pour noyaux des œufs de bilharzia. Chez les bonzes qui font vœu de continence, les corps étrangers introduits dans la vessie sont parfois l'origine de calculs.

Le *goitre* est endémique dans l'épaisse crête montagneuse qui sépare la province de Ratbouri (littéralement : ville royale) de la Birmanie.

Les *délires toxiques* sont communs au Siam : le datura, dont l'indigène mastique le fruit, provoque une sorte de folie ; la pipe de Haschich (chanvre indien) donne un délire furieux passager ; l'usage prolongé de ce poison entretient un délire chronique violent avec tendances homicides ou suicides.

Les Chinois, qui forment la moitié environ de la population de Bangkok, s'adonnent pour la plupart à l'opium. Beaucoup d'entre eux résistent longtemps parce qu'ils savent se fixer une dose qu'ils ne dépassent point. Mais le Siamois qui fume l'opium est perdu, car il est sans force de caractère, il ne se rationne pas et arrive rapidement à la cachexie.

Sur le Siamois, comme sur les autres jaunes de la péninsule indo-chinoise, les interventions les plus hardies sont suivies de succès, alors même que l'antisepsie n'est pas rigoureuse. Les plaies se réunissent par première intention, mais, comme dans toutes les races de couleur, elles sont souvent kéloïdiennes.

*
* *

Je ne saurais terminer cette courte notice sans signaler l'hôpital français qui a été construit par la mission catholique de Bangkok. Le service médical est assuré par un médecin de marine assisté par des religieuses. Le corps de logis principal est un grand bâtiment en mâçonnerie entouré de larges vérandas-promenoirs au rez-de-chaussée et à l'étage. Il est divisé en vastes pièces, hautes de 5 mètres environ, contenant chacune quatre lits au plus. La ventilation est excellente, car l'orientation est telle qu'un courant d'air continu tamise à travers les larges portes en persienne qui se font vis-à-vis. Celles-ci sont doublées de vantaux vitrés qu'on peut au besoin fermer quand la température s'abaisse. Pour mettre les salles à l'abri des moustiques, il faudrait garnir toutes les ouvertures et prises d'air de toiles métalliques. C'est là une addition urgente. A quelque distance s'élève le pavillon pour les maladies contagieuses : choléra, variole, etc. Les cases en paillottes destinées au traitement gratuit des indigènes n'étaient pas encore ouvertes à la fin de l'année 1899.

Il existe, en outre, à Bangkok un autre hôpital européen, fondé par actions par des Européens de toutes les nationalités.

Paris. — L. MARETHEUX, imp., 1, rue Cassette. — 13694.

MASSON ET Cie, ÉDITEURS

LIBRAIRES DE L'ACADÉMIE DE MÉDECINE, 120, BOULEVARD SAINT-GERMAIN, PARIS

LA
PRESSE MÉDICALE

JOURNAL BI-HEBDOMADAIRE

Paraissant le Mercredi et le Samedi

Par numéros de 16 pages,
grand format, avec de nombreuses figures noires

RÉDACTION :

E. DE LAVARENNE, DIRECTEUR

SECRÉTARIAT :

P. DESFOSSES — J. DUMONT — R. ROMME

DIRECTION SCIENTIFIQUE :

F. DE LAPERSONNE
Professeur
de clinique ophtalmologique
de l'Hôtel-Dieu.

E. BONNAIRE
Professeur agrégé,
Accoucheur de l'hôpital Lariboisière.

E. DE LAVARENNE
Médecin
des eaux de Luchon.

L. LANDOUZY
Professeur de clinique médicale
à l'hôpital Laënnec,
Membre
de l'Académie de médecine.

M. LETULLE
Professeur agrégé,
Médecin de l'hôpital Boucicaut.

J.-L. FAURE
Professeur agrégé,
Chirurgien de l'hospice d'Ivry.

H. ROGER
Professeur de Pathologie expérimentale
Médecin de l'hôpital de la Charité.

M. LERMOYEZ
Médecin de l'hôpital Saint-Antoine.

F. JAYLE
Assistant de gynécol. à l'hôp. Broca,
Secrétaire de la Direction.

ABONNEMENTS :

Paris et Départements. . **10 fr.** | Union postale . . . . . **15 fr.**

Les Abonnements partent du commencement de chaque mois.

Le Numéro : Paris, 10 cent. Départements et Étranger, 15 cent.

www.ingramcontent.com/pod-product-compliance
Ingram Content Group UK Ltd.
Pitfield, Milton Keynes, MK11 3LW, UK
UKHW021719130726
13696UKWH00006B/2423